NOTICE

L'EAU SULFUREUSE D'ALLEVARD,

(Isère);

SUR SA CONSERVATION
ET LES AVANTAGES DE SON EMPLOI
DANS LA PRATIQUE MÉDICALE;

Lue à la Société de Médecine de Lyon,

Alph. DUPASQUIER,

Médecin de l'Hôtel-Dieu,
Professeur de chimie à l'école secondaire de médecine et à l'école Lamartinière,
Membre du conseil de salubrité et du jury médical
du département du Rhône,
Président de l'Académie des sciences, lettres et arts
de Lyon, etc.

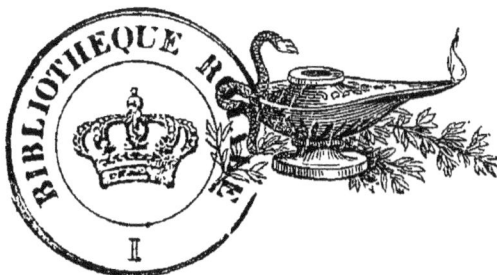

BIBLIOTHÈQUE ROYALE
II

LYON.

IMPRIMERIE DE GABRIEL ROSSARY,
Rue St-Dominique, n. 1.

—

1838.

NOTICE

SUR

L'EAU SULFUREUSE

D'ALLEVARD (Isère).

MESSIEURS,

Vous avez chargé une commission de vous présenter un rapport chimique et médical sur les eaux thermales de La Motte (Isère) (1). Nommé rapporteur de cette commission, je compte vous remettre bientôt ce travail, que j'ai cherché à rendre digne de votre approbation, et de la réputation aussi ancienne que

(1) Les autres membres de cette commission sont : MM. POLINIÈRE, médecin de l'hospice de la Charité, président de la Société de Médecine; MONFALCON, médecin de l'Hôtel-Dieu, inspecteur des eaux minérales du département du Rhône; ROUGIER, médecin de l'Hôtel-Dieu, secrétaire-général de la Société de Médecine.

bien méritée des eaux de La Motte. — Bientôt après, j'aurai l'honneur de vous lire un mémoire sur l'établissement thermal d'Allevard et sur son eau sulfureuse. J'ai la certitude, MESSIEURS, que, partageant l'opinion des membres de votre commission, vous considérerez la création de ces nouveaux thermes, comme intéressant notre ville au plus haut degré. L'eau sulfureuse d'Allevard, administrée en bains et en douches, constitue en effet un nouvel agent thérapeutique, parfaitement à la portée des malades de Lyon, et d'une énergie très-supérieure à celle de la plupart des eaux minérales de la même classe.

En attendant la terminaison de ces travaux, que je m'efforcerai de rendre complets, en attendant la lecture que je compte vous faire dans une prochaine séance, d'un *Mémoire sur un nouveau moyen d'analyser les eaux sulfureuses*, contenant la description d'un instrument auquel j'ai donné le nom de *sulfhydromètre*, je viens vous entretenir quelques instants de la conservation de l'eau d'Allevard, de la facilité de son transport à Lyon, et des avantages que présenterait son emploi, particulièrement à l'intérieur, hors de son lieu d'émergence, dans notre ville, par exemple.

Pour vous donner ces détails, j'aurais pu attendre la terminaison du grand travail que je dois vous lire sur l'établissement thermal d'Allevard; mais, persuadé que répandre l'usage de son eau sulfureuse transportée, c'est enrichir la pratique médicale d'un remède qui lui manque et dont l'utile application ne saurait être douteuse, je n'ai pas cru devoir retarder plus long-temps la communication que je vous fais aujourd'hui.

L'action des eaux sulfureuses prises à l'intérieur et administrées en bains et en lotions est bien connue : on est d'accord sur leur nature excitante et sur leur action sudorifique; on sait qu'elles conviennent surtout dans les maladies de la peau, dans les innombrables variétés du rhumatisme non aigu, dans les dégénérescences scrophuleuses; on sait qu'elles sont aussi très-utiles dans les affections chroniques de l'estomac et de la poitrine.

Toutes ces propriétés, depuis long-temps constatées par l'expérience, déterminent très-souvent le praticien à prescrire les eaux sulfureuses, même aux malades qui ne peuvent se rendre près des sources, pour en faire usage au lieu même de leur origine.

Dans ce cas, on a ordinairement recours aux

6

eaux sulfureuses artificielles, car les eaux naturelles venant de sources éloignées et étant pour
la plupart thermales à leur origine, sont rarement dans un bon état de conservation. Mais généralement préparées avec des sulfures alcalins,
les eaux factices ne représentent que très-impar-
faitement les eaux naturelles.

Telles sont les raisons qui m'ont fait penser que
les médecins trouveraient un grand avantage à
prescrire l'eau sulfureuse d'Allevard dans leur
pratique journalière. Les détails dans lesquels
je vais entrer ne laisseront, du moins j'ai lieu
de le croire, aucun doute à cet égard.

L'eau sulfureuse d'Allevard, de même que
l'eau d'Enghien avec laquelle elle a une très-
grande analogie, n'est pas naturellement ther-
male. Sa température au point d'émergence est
de 13 degrés Réaumur (un peu plus de 16
degrés centigrades), quelle que soit d'ailleurs la
température extérieure.

Cette circonstance est favorable à sa conservation et à son transport. En effet, les eaux thermales enfermées dans des bouteilles, ne tardent
pas à diminuer de volume par l'effet de leur
refroidissement; il en résulte un vide, que la
pression atmosphérique extérieure remplit bientôt d'une certaine quantité d'air, lequel y pénètre

à travers les pores du bouchon. — Or, l'air est un agent très-énergique de destruction des eaux sulfureuses. — L'eau d'Allevard, prise à sa source, étant à peu près à la température ordinaire, ne présente point cet inconvénient. J'ai constaté, par de nombreuses expériences, faites au moyen de mon procédé d'analyse, qu'étant bien enfermée, dans des bouteilles bouchées avec soin, elle peut voyager sans éprouver d'altération, et se conserver un mois, deux mois et même davantage.

L'eau d'Allevard transportée à Lyon, même après avoir été conservée pendant trente ou quarante jours, est claire, limpide, et a la même saveur et la même odeur qu'à sa source. Ces qualités, l'odeur et la saveur, toutes deux franchement hépatiques, sont extrêmement prononcées. Cette eau, minéralisée en effet par le gaz acide sulfhydrique non combiné (*gaz hydrogène sulfuré*, *gaz acide hydro-sulfurique*), l'est à un degré peu ordinaire. On peut se faire une idée de son énergie thérapeutique, en la comparant à l'*eau de soufre* d'Aix en Savoie, qui, de même que l'eau d'Allevard, est minéralisée par le gaz acide sulfhydrique libre : j'ai constaté par des expériences analytiques nombreuses et répétées, que la quantité d'hydro-

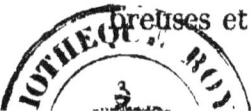

gène sulfuré de l'eau d'Allevard, est, à celle de l'eau de soufre d'Aix en Savoie, *comme* 8 *est à* 1, c'est-à-dire que la première est huit fois plus chargée du principe minéralisateur. J'ai reconnu aussi qu'il existait une différence à peu près égale entre l'eau d'Uriage (Isère) et celle d'Allevard, huit fois plus riche qu'elle en acide sulfhydrique. L'eau d'Uriage en diffère d'ailleurs par l'abondance de ses principes salins qui la rendent facilement purgative (1).

Malgré sa richesse en acide sulfhydrique, malgré sa forte odeur hépatique, l'eau d'Allevard tenant peu de sels en solution n'est pas désagréable à boire : on s'y habitue dès les premiers jours de son emploi; elle est d'ailleurs assez facilement supportée par les organes digestifs. On peut la chauffer presque jusqu'au degré de l'ébullition, sans qu'elle s'altère, sans qu'elle perde en rien de ses propriétés, mais, pour cela, *il faut la priver du contact de l'air, ou du moins, il est indispensable que ce con-*

(1) L'examen de l'eau de soufre d'Aix-en-Savoie a été fait sur les lieux, avec le *sulfhydromètre*, par M. le docteur Pérouse, qui avait eu la complaisance de m'assister dans mes travaux analytiques sur l'eau d'Allevard, et qui avait autant que moi l'habitude de se servir de cet instrument. Nous avons fait ensemble, et à la source même, l'examen de l'eau d'Uriage.

tact n'ait lieu que par une très-petite surface.
Ainsi, par exemple, la fait-on chauffer dans un
vase à large ouverture (1), dans une grande fiole
à médecine qui ne soit pleine qu'à moitié, la
chaleur favorise l'action décomposante de l'air,
et une portion du principe sulfhydrique est
détruit. Mais que cette opération soit faite dans
une fiole pleine jusqu'au deux tiers de son col,
ou autrement que l'eau soit en contact avec
l'air, par une surface qui n'aura qu'un pouce
de diamètre ou environ, elle pourra être chauffée jusqu'à 99° centigrades, *sans subir aucun
changement dans sa composition, sans rien
perdre de son acide sulfhydrique.* — Pour
mieux priver l'eau de l'action de l'air on peut
encore fixer imparfaitement un bouchon au col
de la fiole et de manière à laisser facilement
passer l'eau qui deviendra surabondante par
l'effet de la dilatation, ainsi qu'une petite quantité de vapeur d'eau et de gaz azote qui pour-
ront se dégager.

En général, je le répète, l'air est un agent
énergique de destruction pour l'hydrogène sulfuré. On sait que dans ce cas l'oxigène de l'air

(1) Il faut se servir d'un vase en verre, en terre ou en porce-
laine, la plupart des métaux étant attaqués par l'acide sulfhydrique
et se sulfurant au point de contact de l'eau minérale.

se combine avec l'hydrogène de l'acide pour former de l'eau et que le soufre se précipite en partie, et en partie passe à l'état d'acide hyposulfurique. Dans les eaux peu chargées de principe sulfureux, la séparation du soufre est à peine sensible à l'œil ; mais dans l'eau d'Allevard exposée à l'action de l'air, sa précipitation est telle, que l'eau ainsi décomposée devient lactescente. Quand on use de l'eau d'Allevard et en général des eaux sulfureuses, on doit donc avoir l'attention constante de les tenir à l'abri du contact de l'air.

L'eau d'Allevard peut être administrée intérieurement à la quantité de deux à six verrées, qui est la dose moyenne. Suivant le docteur Châtaing, médecin inspecteur de l'établissement thermal, praticien très-habile et bon observateur, elle agit comme un médicament *altérant*, c'est-à-dire, qu'elle produit son effet thérapeutique, sans déterminer de trouble sensible dans les fonctions. A la dose de 10, 12, 15 verrées elle devient quelquefois laxative, mais peut déterminer alors une irritation gastro-intestinale.

L'usage de l'eau d'Allevard, soit à l'intérieur, même à petite dose, soit en bains et en lotions, détermine, en peu de temps, une excitation

générale, mais qui ne tarde pas à se calmer.
Du troisième au cinquième jour, quelquefois
plus tôt, rarement plus tard, l'appétit d'abord
un peu troublé se réveille, le ventre se relâche,
une moiteur s'établit à la peau, les urines
coulent abondamment, et le malade éprouve un
sentiment remarquable de bien être et d'énergie. J'ai observé personnellement que l'usage
du bain donnait lieu à une excitation immédiate
de la peau, que le lendemain on éprouvait une
démangeaison générale, et qu'il survenait même
une éruption autour des lèvres. Assez fréquem-
ment aussi, cette éruption se fait sur toute la
surface du corps.

Quand l'eau d'Allevard paraît trop active, ce
qui peut arriver pour des femmes d'un tempé-
rament faible, pour des enfants, pour des malades affaiblis par de longues souffrances, on
peut la mélanger avec du lait, du petit-lait, de
la décoction d'orge perlé ou de guimauve, de
la solution de gomme, etc.; on peut aussi l'é-
dulcorer avec des sirops de guimauve, de
gomme, de nénuphar, d'orgeat, de capillaire,
de fleur d'oranger, etc., sans que sa nature soit
altérée par ces divers mélanges.

L'eau d'Allevard transportée à Lyon peut être
employée non seulement à l'intérieur, mais très-

utilement encore, en lotions, en injections,
en lavements, en pédiluves, en manuluves,
et sous forme de collyre. En la faisant bouillir
dans un vase convenable, on peut diriger sa
vapeur très-fortement chargée d'acide sulfhydrique, sur des articulations malades, sur des
engorgements scrophuleux, sur des organes
atteints d'endurcissement squirrheux, sur des
parties couvertes de dartres, ce qui est surtout
utile quand elles ont leur siége au visage. C'est
encore une pratique avantageuse, que d'en
faire dégager plusieurs fois par jour, dans la
chambre des malades atteints de catarrhe pul-
monaire chronique et même de phthisie tuber-
culeuse. On peut aussi en faire des cataplasmes
d'un emploi très-convenable dans beaucoup de
cas, en la faisant chauffer avec les précautions
déjà indiquées, et y délayant ensuite de la
farine de graines de lin, de la poudre de
racines de guimauve, ou tout autre substance
analogue. Il est même possible de l'administrer
en bains. En effet, si dans un hectolitre d'eau
tiède, ou à peu près, on verse dix à douze
litres de cette eau minérale naturelle, en ayant
soin de ne l'ajouter qu'au moment où le malade
se plongera dans l'eau, on aura un bain sulfureux au moins de la même force que les bains

13

d'Aix en Savoie (1). Il serait peu coûteux, par
exemple, de faire transporter à Lyon des cruches
de grès ou des bouteilles de la contenance d'une
dixaine de litres; l'eau minérale qui y serait
contenue servirait pour un bain. On renverrait
les vases vides à Allevard pour les faire remplir
de nouveau.

Employée en boisson et en bains, l'eau d'Allevard, comme ce que j'ai déjà dit des eaux
sulfureuses en général doit le faire pressentir,
sera très-utile dans les affections rhumatismales
chroniques, dans les maladies scrophuleuses,
les engorgements articulaires, dans les dartres
et les autres affections non aiguës de la peau.
Pour ces dernières maladies, elle produit d'ex-
cellents effets prise à l'intérieur et employée
en lotions, soit froide, soit légèrement échauf-
fée. On a constaté son utilité dans les catarrhes
pulmonaires anciens et les autres affections
chroniques de la poitrine, dans la chlorose; —
on l'administre encore avec avantage, dans les
gastrites anciennes, les gastralgies, la leucor-
rhée, les engorgements utérins, ceux du foie,

(1) Les bains administrés à Aix-en-Savoie sont en général com-
posés d'un mélange d'eau d'alun et d'eau de soufre, et par conséquent
moins sulfureux que cette dernière.

des glandes du sein, de la rate, et beaucoup de
maladies internes provenant d'une métastase
ou rétrocession rhumastimale, goutteuse,
dartreuse, etc.

En général cette eau convient dans tous les
cas où il faut relever le ton des organes affaiblis :
aussi, les personnes très-nerveuses, très-irri-
tables, sujettes aux hémoptysies ou crachements
de sang, doivent-elles s'en abstenir, ou du
moins ne la prendre que mélangée avec du lait
ou une boisson adoucissante. Généralement
l'eau d'Allevard serait nuisible dans les maladies
aigëes.

Il résulte de ce que je viens de dire :

1° Que l'eau sulfureuse d'Allevard peut être
transportée, conservée long-temps et même
chauffée presque jusqu'au degré de l'eau bouil-
lante, sans s'altérer et sans rien perdre de ses
propriétés ;

2° Qu'elle est extrêmement riche en acide
sulfhydrique libre et peut être ordonnée avec
avantage, dans tous les cas où conviennent les
eaux sulfureuses ;

3° Qu'elle est préférable aux eaux sulfureuses
artificielles ; qu'elle l'est également à la plupart
des sulfureuses naturelles conservées et trans-
portées, particulièrement en ce qu'elle est froide

à son point d'émergence, et que la proximité de sa source peut permettre d'en avoir journellement de nouvelle.

Je crois, en conséquence, faire une chose très-utile à beaucoup de malades, en engageant mes confrères à prescrire l'usage de l'eau minérale d'Allevard, toutes les fois qu'ils croiront devoir ordonner une eau sulfureuse (1).

(1) Le dépôt général de l'eau sulfureuse d'Allevard est établi chez M. Poncet, pharmacien, place de la Boucherie-des-Terreaux.

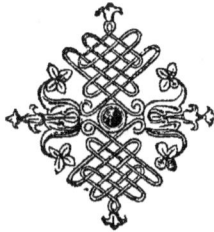

SOCIÉTÉ DE MÉDECINE DE LYON.

EXTRAIT DU PROCÈS-VERBAL DE LA SÉANCE DU 18 DÉCEMBRE 1838.

M. Dupasquier lit une notice sur la conservation et l'emploi thérapeutique de l'eau sulfureuse d'Allevard (Isère), et développe ensuite verbalement le nouveau procédé d'analyse, au moyen duquel il détermine la quantité d'acide sulfhydrique (hydrogène sulfuré) des eaux sul-fureuses.

La Société entend cette double communication avec le plus vif intérêt et M. le président adresse à M. Dupasquier les remercîments de la Société par les paroles les plus flatteuses; beaucoup de membres joignent leurs félicitations à celles de M. le Président et donnent à ces travaux de M. Dupasquier les éloges les mieux mérités.

Le Président, POLINIÈRE.

Le Secrétaire général, ROUGIER.

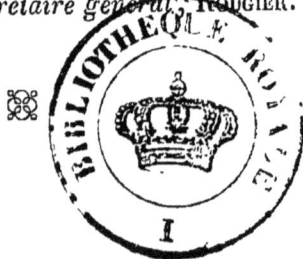